BEI GRIN MACHT SICH IHR WISSEN BEZAHLT

- Wir veröffentlichen Ihre Hausarbeit, Bachelor- und Masterarbeit

- Ihr eigenes eBook und Buch - weltweit in allen wichtigen Shops

- Verdienen Sie an jedem Verkauf

Jetzt bei www.GRIN.com hochladen und kostenlos publizieren

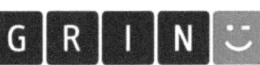

Studienformen der Sozialmedizin. Aufgaben der Arbeitsmedizin und neurologische Rehabilitation

Martin Kleefeldt

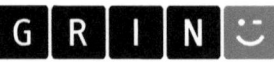

Bibliografische Information der Deutschen Nationalbibliothek:

Die Deutsche Nationalbibliothek verzeichnet diese Publikation in der Deutschen Nationalbibliografie; detaillierte bibliografische Daten sind im Internet über http://dnb.d-nb.de abrufbar.

ISBN: 9783346370570
Dieses Buch ist auch als E-Book erhältlich.

Druck und Bindung: Books on Demand GmbH, Norderstedt Germany
Gedruckt auf säurefreiem Papier aus verantwortungsvollen Quellen

Das vorliegende Werk wurde sorgfältig erarbeitet. Dennoch übernehmen Autoren und Verlag für die Richtigkeit von Angaben, Hinweisen, Links und Ratschlägen sowie eventuelle Druckfehler keine Haftung.

Das Buch bei GRIN: https://www.grin.com/document/983750

B.A. Martin Kleefeldt

Einsendeaufgabe zum Modul Sozialmedizin / Sonderprüfung

SRH Fernhochschule - The Mobile University

Inhaltsverzeichnis

1. Drei typische Studienformen der Sozialmedizin   1

2. Inhalte und Aufgaben der Arbeitsmedizin   6

3. Verlauf einer typischen REHA nach einem Schlaganfall (Apoplex)   12

4. Quellen   20

1.0) Drei typische Studienformen der Sozialmedizin

Zu den drei wohl wichtigsten epidemiologischen Studien gehören die Kohortenstudie, die Fall-Kontroll-Studie und die Querschnittsstudie. Generell verfolgen alle diese Studien den Zweck, die Verteilung und/oder zeitliche Entwicklung von Erkrankungen innerhalb der Bevölkerung zu beschreiben und Rückschlüsse abzuleiten. Die Häufigkeit von Neuerkrankungen (Inzidenz) sowie deren Verlauf und Ursachen können ebenfalls erfasst werden (vgl. Ahrens & Jöckel 2015, S,1). Unter Inzidenz versteht man die Anzahl von Betroffenen (Neuinfizierte, Tote usw.) innerhalb eines gegebenen Zeitintervalls. Zudem können durch diese Studien Gesundheitsgefahren durch Exposition mit Risikofaktoren (z.B. Nähe zu einem AKW) für den Menschen erkannt werden (vgl. Halber 2018, S, 22). Das wichtigste Ziel der epidemiologischen Studien ist dabei die Identifizierung dieser Risikofaktoren, die Früherkennung der auftretenden Erkrankungen in der Bevölkerung und eine entsprechende Prävention (vgl. Ahrens & Jöckel 2015, S, 1).

An dieser Stelle soll nun zunächst detaillierter auf die Querschnittsstudien eingegangen werden, da diese einen entscheidenden Teilaspekt darstellen und in die umfangreicheren und detaillierteren Kohortenstudien integriert werden können. Anschließend wird dann die Funktion und der Aufbau insbesondere der wirkungsvollen Vielzweck-Kohortenstudien beschrieben. Es schließt sich eine Beschreibung der Fall-Kontroll-Studien an, da diese ebenfalls in Kohortenstudien integriert werden können.

Querschnittsstudien entnehmen zu einem festgelegten Zeitpunkt eine einmalige Stichprobe aus einer Probandengruppe (z.B. Krankenhausbelegschaft). Gleichzeitig werden bei der Stichprobe Daten überpotenzielle Expositionen und vorliegende Erkrankungen erhoben und dokumentiert (vgl. Hense et al. 2011, S, 8). Sie eignen sich gut, um Krankheitsursachen (Prävalenzen) zu ermitteln und zu beschreiben. Zudem bieten sie den Vorteil, dass sie kostengünstig durchzuführen sind. Allerdings sind Querschnittsstudien anfällig für ein „Selection-Bias". Außerdem lassen sich zeitliche Entwicklungen von Erkrankungen aufgrund der nur einmalig durchgeführten Stichprobe nicht beschreiben. Besonders gut funktionieren Querschnittsstudien in Kombination mit Kohortenstudien und insbesondere mit Vielzweck-Kohortenstudien. Zu Beginn einer Vielzweck-Kohortenstudie müssen die „Baseline-Charakteristika" erhoben werden (vgl. Halber 2018, S, 24). Diese Daten bilden dann den Ausgangspunkt für die komplexe Erfassung der vielfältigen Wechselbeziehungen von

1

Faktoren, mit deren Hilfe im Rahmen der Vielzweck-Kohortenstudien die Entstehung bestimmter Erkrankungen beschrieben wird.

Um diesen Prozess genauer zu verstehen, soll im weiteren Verlauf das Grundprinzip einer Kohortenstudie erklärt werden, um anschließend die komplexere Vielzweck-Kohortenstudie und die Einbettung von Querschnitts- und Fall-Kontroll-Studien zu beschreiben.

Eine einfache Form der Kohortenstudie würde mit einer Gruppe an exponierten Personen (der Kohorte) beginnen, welche einem bestimmten Schadstoff (z.B. radioaktive Strahlung) ausgesetzt war. Nachfolgend wird dann das Neuauftreten von Krankheiten (z.B. Leukämie) ermittelt. Dies erfolgt im Rahmen einer langjährigen Nachbeobachtung (Follow-Up) der Probanden (vgl. Ahrens & Jöckel 2015, S, 1). Man spricht hier von einer expositionsbasierten Kohorte. Die Exposition wird vor dem Auftreten der vermuteten späteren Auswirkung erfasst. Die Inzidenz neuer Erkrankungen wird dann einer Bevölkerungsgruppe gegenübergestellt, welche keiner Exposition ausgesetzt war. Eine erhöhte Krankheitsinzidenz in der exponierten Gruppe lässt dann, sofern biologisch nachvollziehbar, auf den Kausalzusammenhang schließen.

Alle hier genannten Methoden gehören zu den qualitativen Forschungsmethoden und gehen mit der Problematik einher, dass ihre Ergebnisse, im Gegensatz zu denen klassischer klinischer Studien, nur schwer verifiziert oder falsifiziert werden können. Daher ist die Bedeutung für die klinische Medizin als eher gering zu bewerten (vgl. Halber 2018, S, 21). Es geht bei diesen Forschungen eher um den präventiven Charakter.

Ein deutlicher Nachteil der Kohortenstudien ist, dass durch die Fixierung auf die Exposition ein eindimensionales Ursache-Wirkungs-Schema generiert wird, welches sogar zu fälschlichen Zuschreibungen führen kann (vgl. Ahrens & Jöckel 2015, S, 2). Bio-Psycho-Soziale Aspekte von Krankheit und Gesundheit können nur schwer erfasst werden. Ein Beispiel wäre, dass unter Industriearbeitern das Rauchen weiter verbreitet ist, als in der restlichen Bevölkerung. Hätte die Kohortenstudie hier das Ziel, die Auswirkungen von industriellem Plastikdampf auf die Gesundheit zu untersuchen, könnte nicht endgültig geklärt werden, ob Lungenkrankheiten durch das Rauchen oder die besagte Exposition entstanden sind. Ist ein bestimmtes Verhalten (z.B. Rauchen) innerhalb der untersuchten Gruppe bekannt, kann dies allerdings in den Verlauf der Studie integriert werden (vgl. Ahrens & Jöckel 2015, S, 2).

Eine Weiterentwicklung stellt hier die Vielzweck-Kohortenstudie dar. Bei dieser Form der Kohortenstudie werden zu Beginn für jeden Teilnehmer alle Umwelt- und Lebenswelt bezogenen Faktoren (Rauchen, Sport, Alter, Expositionen usw.) ermittelt und können so später mit auftretenden Erkrankungen in Verbindung gebracht werden. Diese Faktoren werden mit der Hilfe von Querschnittsstudien zu Beginn der Studie erhoben. Die Querschnittsstudie findet hier also als Anfangspunkt (Baseline) der Vielzweck-Kohortenstudie Verwendung. Ein Problem dieses Forschungsdesigns ist allerdings, dass die vorher zu erfassenden Faktoren sehr vielfältig sind und die Erfassung eine gewisse Zeit beansprucht. Neben den bekannten Risikofaktoren, die ursächlich in Betracht kommen, können auch vielfältige Wechselbeziehungen zwischen den Faktoren zur Entstehung einer Krankheit beitragen. Es muss also hier eine Vielzahl von Krankheitsursachen ermittelt werden, welche jeweils für ein spezifisches oder eben auch multiple Krankheitsbilder verantwortlich sind. Je kleiner die Kohorte, desto übersichtlicher ist die Anzahl der wissenschaftlich zu erfassenden Faktoren und damit auch die Auswertung (vgl. Ahrens & Jöckel 2015, S, 3). Im Umkehrschluss muss darauf geachtet werden, dass kleine Kohorten ausreichend lange beobachtet werden, damit genügend Krankheitsereignisse erfasst werden können. Je kleiner die Kohorten werden, desto weniger Krankheiten können beobachtet werden (vgl. Ahrens & Jöckel 2015, S, 3).

Zudem wird hier auch eine weitere Schwachstelle des Studienformates sichtbar. Aufgrund des langen Zeithorizonts einer solchen Studie ist damit zu rechnen, dass eine bestimmte Anzahl an Probanden ausscheidet (Drop-out). Natürlich können solche Langzeitstudien auch durch äußere gesellschaftliche und sonstige Einflüsse (Epochale Einflüsse) beeinträchtigt werden und sind zudem sehr kostenintensiv (vgl. Halber 2018, S, 22). Ein komplexeres Problem in diesem Zusammenhang ist die unbewusste Verzerrung (Bias) zugunsten der „vermuteten" Studienergebnisse. Findet bei einigen Studienteilnehmern während der Studie eine nicht registrierte Exposition statt (z.B. heimlicher Medikamentenabusus), oder wurde dieser vorher nicht festgestellt, kann es zu einer „Verzerrung" der Forschungsergebnisse (Survivor Bias) kommen. Die aufgetretene Erkrankung wird dann fälschlich mit den in der Studie als Expositionen zugrunde gelegten Faktoren in Verbindung gebracht. Außerdem können sich die Variablen im zeitlichen Verlauf der Studie auch durch Neuerkrankungen der Probanden ändern (vgl. Ahrens & Jöckel 2015, S, 3).

Dennoch ermöglicht die prospektive Ausrichtung dieser speziellen Form der Kohortenstudie eine Beobachtung von Krankheitsentstehung teilweise über mehrere Jahrzehnte hinweg. Diese Tatsache ist besonders bei chronischen Krankheiten sehr hilfreich, welche gehäuft in den Industrienationen auftreten. Durch Vielzweck-Kohortenstudien lassen sich eine große Anzahl an Krankheitsursachen erforschen und erfassen. Zudem lassen sich vielfältige Wechselwirkungen darstellen und sog. Fall-Kontroll-Studien einbetten (vgl. Ahrens & Jöckel 2015, S, 3).

Als die wohl momentan komplexeste Vielzweck-Kohortenstudie muss an dieser Stelle die sog. Nationale Kohorte (NAKO) genannt werden. Schon aufgrund ihrer Größe stellt sie eine Besonderheit dar. Ziel der NAKO ist es, vor allem chronische Krankheiten, Atemwegserkrankungen, Krebs, Diabetes, MS, neurodegenerative Erkrankungen und bestimmte psychiatrische Störungsbilder zu untersuchen (vgl. Ahrens & Jöckel 2015, S,4). All diese Krankheiten sind in ihrer Entstehung multifaktoriell. Die NAKO untersucht das Zusammenwirken Bio-Psycho-Sozialer sowie umweltbedingter Faktoren und gegebenen Expositionen, um das Zusammenwirken in der Krankheitsentstehung zu klären. Erklärtes Ziel der NAKO ist es, aus den erfassten Daten und Erkenntnissen ein möglichst effektives System der Prävention der gängigen Volkskrankheiten zu schaffen sowie die Früherkennung von Krankheiten zu verbessern. An der NAKO nehmen insgesamt 200.000 Probanden im Alter zwischen 20 und 69 Jahren Teil (vgl. Ahrens & Jöckel 2015, S, 4). Für die Implementierung müssen deutschlandweit zahlreiche Universitäten und Forschungseinrichtungen zusammenarbeiten, welche jeweils separat für 10.000 Probanden zuständig sind. Anschließend müssen die Daten zusammengeführt werden. Über einen Zeitraum von 25-30 Jahren soll an den Probanden die Entstehung von Krankheiten erfasst werden. Wie bereits zu Beginn erläutert, besteht ein Vorteil der Kohortenstudie darin, dass Fall-Kontroll-Studien mit integriert werden können. Es soll nun beschrieben werden, was genau unter einer solchen Studie zu verstehen ist.

Bei dieser Art von Studie werden mindestens zwei Gruppen von Probanden untersucht, um festzustellen, ob sie einem bestimmten Umweltfaktor ausgesetzt waren oder eine bestimmte Lebensweise pflegten. Eine Gruppe der Probanden verfügt dabei über das Merkmal einer Krankheit (z.B. Lungenkrebs), während die Kontrollgruppe keine Erkrankung aufweist. Retrospektiv können dann mögliche Ursachen (z.B.: Kontrollgruppe = Nichtraucher; Merkmalsgruppe = Raucher) erfasst und verglichen werden, um einen Kausalzusammenhang herzustellen (vgl. Halber 2018, S, 23).

Zur Ermittlung der Faktoren bzw. Expositionen ist man auf Fragebögen angewiesen, welche von den Probanden auszufüllen sind. Somit können eine Vielzahl an Faktoren erfasst werden. Tritt eine bestimmte Exposition (z.B. Raucher) auf den Fragebögen der Merkmalsgruppe signifikant häufiger auf, als in den Bögen der Kontrollgruppe, lässt dies Rückschlüsse auf eine Krankheitsentwicklung zu (vgl. Ahrens & Jöckel 2015, S, 2).

Generell lässt sich sagen, dass sich Fall-Kontroll-Studien besonders gut für die Erforschung vor allem seltener Krankheiten eignen, da die Betroffenen einfach zu einer Merkmalsgruppe zusammengefasst werden können (vgl. Halber 2018, S, 23). Retrospektiv kann dann nach Ursachen gesucht werden. Bei einer Kohortenstudie hätte man die Ungewissheit, ob und wann sich eine seltene Krankheit überhaupt manifestiert. Zudem wäre die Datenlage fraglich, da nicht genügend Vergleichsfälle zur Verfügung stehen würden. Ein weiterer Vorteil der Fall-Kontroll-Studie ist, dass durch die retrospektive Ausrichtung das Datenmaterial bereits vorhanden ist und lediglich ausgewertet werden muss. Im Gegensatz zu Kohortenstudien kann schneller und preisgünstiger gearbeitet werden und es besteht keinerlei Risiko für die Probanden (vgl. Halber 2018, S, 23).

Nachteilig ist allerdings, dass durch den retrospektiven Charakter der Studie Datenlücken entstehen können. Dies kann dadurch entstehen, dass Probanden sich nicht an Expositionen oder das eigene Verhalten erinnern können oder wollen. Zudem kann eine Beschönigung des Verhaltens der Probanden dazu beitragen, das Studienergebnis zu verzerren. Es gibt eine Vielzahl an Klienten und Probanden (z.B.: Alkoholiker & Suchtkranke), welche ihr Verhalten gekonnt beschönigen, was dann eben zur beschriebenen Verzerrung der Ergebnisse führen kann. Besonders gravierend kann sich dieser Nachteil auswirken, wenn zwischen Erkrankung und Exposition eine gewisse Zeit vergangen ist (vgl. Ahrens & Jöckel 2015, S, 2).

Die hier vermissten Daten können dann meist nur noch unzureichend erfasst werden (vgl. Halber 2018, S, 23).

2.)   Inhalte und Aufgaben der Arbeitsmedizin

Die Arbeitsmedizin befasst sich mit Wechselbeziehungen zwischen Erwerbstätigkeit, und dem Menschen sowie physischer und psychischer Krankheiten und deren Prävention. Aufgabe ist die Erhaltung der Erwerbsfähigkeit und generelle Gesundheitsförderung durch die Prävention arbeitsbedingter Erkrankungen. Zudem sind Arbeitsmediziner bemüht, durch rehabilitative Maßnahmen betroffene Arbeitnehmer wieder in die Erwerbswelt zu integrieren (vgl. Halber 2018, S, 98). Grundsätzlich geht es um die Förderung und Erhaltung der körperlichen und seelischen Arbeitsfähigkeit erwerbstätiger Menschen.

Erreicht werden diese Ziele durch eine Gefährdungsbeurteilung von Arbeitsbedingungen. Durch ein Erkennen und Vorbeugen möglicher Risikofaktoren am Arbeitsplatz (z.B. falsches Sitzen) soll ein Bewusstsein für Berufskrankheiten geschaffen und einer Entstehung entgegengewirkt werden. Oftmals findet die Arbeitsmedizin Anwendung in betriebsinterner Gesundheitsberatung und Aufklärung der Belegschaft. So könnte z.B. eine Veranstaltung über die schädlichen Wirkungen des Rauchens von Arbeitsmedizinern durchgeführt werden. Aber auch die Vermeidung von Unfällen durch das Erkennen und Minimieren von Risikofaktoren ist Aufgabe von Arbeitsmedizinern. Darüber hinaus steht die berufsfördernde Rehabilitation im Vordergrund (vgl. dgaum.de 2020, S, 1). Erreicht wird dies alles auf Grundlage wissenschaftlicher Erkenntnisse über menschengerechtes Arbeiten. Betriebsärzte tragen wesentlich zur Gesundheit der Belegschaft bei und erhöhen somit letztlich auch die Produktion. Gerade vor dem Hintergrund der demographischen Entwicklung in den Industrienationen ist der Gesundheitsförderung und Rehabilitation von Arbeitnehmern ein hoher Stellenwert zuzuschreiben (vgl. DGUV 2014, S, 6).

Studenten der Humanmedizin müssen nach der Approbationsordnung für Ärzte im Grundstudium das Modul „Sozial- und Arbeitsmedizin" absolvieren. Um tatsächlich arbeitsmedizinisch tätig werden zu können, muss eine fünfjährige Weiterbildung absolviert werden, welche die Grundlagen der Arbeitsmedizin vermittelt. Anschließend dürfen Ärzte die entsprechende Berufsbezeichnung tragen (vgl. bmas.de 2020, S,1).

Als wichtige Institutionen sind in diesem Zusammenhang das *Bundesministerium für Arbeit und Soziales* aber auch die *Bundesanstalt für Arbeitsschutz und Arbeitsmedizin* zu nennen. Der Ausschuss für Arbeitsmedizin entwickelt die arbeitsmedizinischen Regeln und Verordnungen. Der Ausschuss besteht dabei aus Vertretern der

Arbeitgeber, der Gewerkschaften, Länderbehörden, der Unfallversicherung und Wissenschaftlern. Der Ausschuss berät wiederum das *Bundesministerium für Arbeit und Soziales* (vgl. baua.de 2020, S, 1). Eine wesentliche Aufgabe der Arbeitsmediziner besteht also in der Beratung von Arbeitgebern. Arbeitsmediziner sind Experten für Arbeitsprozesse und die Gestaltung guter Arbeitsbedingungen. Sie sind für Unternehmen von großer Bedeutung, da sie zur Wettbewerbsfähigkeit beitragen. Letztlich stehen gesunde Mitarbeiter auch für ein gesundes Unternehmen (vgl. DGUV 2014, S, 7). Der Spitzenverband der Deutschen Gesellschaftlichen Unfallversicherung (DGUV) hat die betriebsinternen Aufgaben von Betriebsärzten in folgende sieben Bereiche gegliedert.

Als erste Aufgabe von Betriebsärzten wäre in diesem Zusammenhang die Beratung nach dem Arbeitssicherheitsgesetz (ASiG) sowie der DGUV Vorschrift 2. Nach § 3 ASiG ist der Betriebsarzt dazu angehalten, den Arbeitgeber in allen Fragen des Gesundheitsschutzes zu beraten. Dazu gehört die Planung und Ausführung der Betriebsanlagen sowie das Bereitstellen von geeigneten Pausenräumen und Sanitäranlagen (vgl. DGUV 2014, S, 9). Vor allem bestimmte Produktionsanlagen müssen regelmäßig auf ihre Sicherheit hin überprüft werden. Auch hier nimmt der Betriebsarzt eine beratende Rolle ein und orientiert sich am Produktionssicherheitsgesetz (ProdSG) (vgl. juraforum.de 2020, S, 1). Aber auch die Einführung bestimmter Arbeitsmaßnahmen und die Aufklärung über Gefahrenstoffe fallen unter seinen Aufgabenbereich. Ebenso wählt der Betriebsarzt geeignete Schutzausrüstung für die Belegschaft aus und prüft ihre Anwendung. Aber auch viele physiologische, psychische & ergonomische Fragestellungen fallen in die Zuständigkeit des Betriebsarztes. Beginnend beim Mobbing von Mitarbeitern, über die Gestaltung der Pausen, zu ergonomischen Sitzgelegenheiten und der richtigen Beleuchtung am Arbeitsplatz. Dies sind nur einige Beispiele für arbeitsmedizinisches Wirken (vgl. DGUV 2014, S, 9). Auch die Organisation der „Ersten Hilfe" liegt im Verantwortungsbereich des Betriebsarztes. Wichtig ist auch die Tatsache, dass eine Betriebsärztliche Beratung von Arbeitgebern über arbeitsmedizinische Belange nach dem ASiG gesetzlich vorgeschrieben ist.

Als zweiter großer Bereich der Arbeitsmedizin ist die betriebsärztliche Gefährdungsbeurteilung nach dem ASiG zu nennen. Nach dem ASiG muss in jedem Betrieb die Gefährdungslage am Arbeitsplatz eigenständig ermittelt und entsprechende Arbeitsschutzmaßnahmen abgeleitet werden. Die Wirksamkeit der

Maßnahmen ist ständig zu kontrollieren und anzupassen. Die Beurteilung von Gefahren bildet folglich die Grundlage für ein erfolgreiches Sicherheits- und Gesundheitsmanagement im Betrieb (vgl. DGUV 2014, S, 9). Die Gefährdungsbeurteilung läuft im Grunde dreigliedrig (Planung, Durchführung, Evaluation & Verbesserung) ab. Für eine erfolgreiche Planung der Maßnahmen ist die Motivation des Arbeitgebers, die gesetzlichen Vorgaben zur Arbeitssicherheit richtig umzusetzen und eine entsprechende Beurteilung der Gefährdungslage einzuholen, erforderlich. Die Beseitigung von Gefahrenlagen kann dabei als ständiger innerbetrieblicher Verbesserungsprozess verstanden werden.

Diese Abbildung wurde aus urheberrechtlichen Gründen durch das Lektorat entfernt.

Hilfe für die Umsetzung und Durchführung kann sich der Betriebsarzt auch bei den gesetzlichen Unfallversicherungen einholen. Eine gute innerbetriebliche Informationspolitik garantiert eine einfache Umsetzung der Schutzmaßnahmen (vgl. DGUV 2014, S, 12). Ist die Planungsphase abgeschlossen, kann mit der Implementierung begonnen werden. Besonders im Umgang mit biologischen & chemischen, toxischen, allergischen, kanzerogenen und sonstigen Hochrisikostoffen ist arbeitsmedizinischer Sachverstand in der Umsetzung der Sicherheitsmaßnahmen gefragt. Auf die Gefahrstoffverordnung wird im weiteren Verlauf noch kurz eingegangen. Aber auch Tätigkeiten mit hohem Lärmpegel, repetitive Arbeiten in schädlicher Haltung oder dauerhafte psychische Belastungen durch die Tätigkeit, sind zu erfassen und zu beurteilen. Besonderes Augenmerk ist dabei auf schutzbedürftige

Personengruppen (Jugendliche & AZUBIS, Schwangere, Ältere) zu legen (vgl. DGUV 2014, S, 12).

Wie bereits erwähnt, ist dieser Prozess als ständiger Verbesserungsprozess zu verstehen. In der Phase der Evaluation und Verbesserung kommt es auf die Wirksamkeitsprüfung an. Treten Arbeitsunfälle oder Erkrankungen häufig auf, ist eine erneute Gefährdungsbeurteilung durchzuführen. Dies gilt ebenfalls bei der Einführung neuer Arbeitsmaterialien oder Verfahren (vgl. DGUV 2014, S, 13).

Der dritte große Bereich eines Betriebsarztes besteht in der Begehung und Unterweisung. Gerade zu Beginn einer betrieblichen Tätigkeit dient diese Begehung dazu, sich einen Überblick über die notwendigen arbeitsmedizinischen Maßnahmen zu verschaffen. Arbeitgeber können so über die erforderlichen Sicherheitsmaßnahmen und die Gefährdungslage informiert werden. Aus dem Ergebnis der Begehung können dann die entsprechenden Maßnahmen in die Planung übernommen werden. Zusammen mit der Belegschaft oder der Geschäftsführung kann sich der Betriebsarzt einen Eindruck über mögliche Gefahrenquellen oder besonders herausfordernde Arbeitsabläufe verschaffen. Entsprechende Verbesserungsvorschläge können auf diese Weise eingebracht werden (vgl. DGUV 2014, S, 14). Im Gegensatz zu diesen Vorabbegehungen gibt es aber auch eine Reihe sogenannter anlassbezogener Begehungen. Diese finden z. B. direkt nach einem Arbeitsunfall, betriebsinternen Veränderungen oder neuen Auflagen von Seiten der Aufsichtsbehörden statt. Aber auch bei einem Verdacht auf arbeitsbedingte Erkrankungen (§ 3 ASiG) oder einem Standortwechsel ist eine Begehung von Nöten (vgl. DGUV 2014, S, 14). Auch die Belegschaft selbst kann eine entsprechende Beurteilung der Arbeitsbedingungen durch den Betriebsarzt verlangen. Werden Arbeitsplätze neu geplant oder sollen neue Arbeitsschritte implementiert werden, ist ebenfalls eine vorherige Begehung durch den Betriebsarzt durchzuführen. Dies ist im § 3 ASiG geregelt (vgl. DGUV 2014, S, 14).

Das Arbeitsgesetz regelt verbindlich, dass der zuständige Betriebsarzt die Belegschaft über Unfall- und Gesundheitsgefahren sowie präventive Maßnahmen zu unterrichten hat. Wie bereits erwähnt, ist das Fachwissen des Arztes im Umgang mit Gefahrstoffen gefragt, da die Gefahrstoffverordnung in § 14 vorschreibt, dass die Arbeitnehmer zu beraten sind. Ähnliches regelt die Biostoffverordnung entsprechend. Zudem sieht auch die Lärm- und Vibrations-Arbeitsschutzordnung in § 11 bei einem Überschreiten der Grenzwerte eine arbeitsmedizinische Beratung und Begehung durch den Betriebsarzt vor (vgl. DGUV 2014, S, 15). Es wurden im oberen Teil bereits einige Zuständigkeiten des Betriebsarztes erwähnt. Dennoch bleibt der Betriebsarzt der erste Ansprechpartner bei der Organisation der „Ersten Hilfe", der Sicherstellung ergonomischer Arbeitsbedingungen, für den Umgang mit jeglicher Art von Gefahrenstoffen sowie psychischen Belastungen der Erwerbstätigkeit und dem Umgang mit Suchtmitteln im Erwerbsleben. Diese Liste kann dabei keine letztendliche Vollständigkeit haben und muss auch immer dem betrieblichen Kontext angepasst werden (vgl. DGUV 2014, S, 15).

Der vierte große Teil der arbeitsmedizinischen Tätigkeit eines Betriebsarztes ist die Vorsorge für die Beschäftigten. Je nach dem Gefährdungsgrad einer Tätigkeit, ist es für den Arbeitgeber verpflichtend, regelmäßige Vorsorgeuntersuchungen für seine Belegschaft anzuordnen, um den entstehenden physischen und psychischen Erkrankungen im Zusammenhang mit der ausgeübten Tätigkeit entgegen zu wirken. Eine solche Vorsorge kann auch auf Wunsch der Beschäftigten geschehen. Rechtlich wird hier zwischen arbeitsmedizinischer Vorsorge und der sog. Eignung unterscheiden (vgl. dgaum.de 2020, S,1). Die Rechtsgrundlage für diese Vorsorge, bei der es um die Früherkennung und Prävention erwerbsbedingter Krankheiten geht, ist im ArbmedVV zu finden. Bei der Prüfung auf Eignung hingegen soll die Eignung für bestimmte Tätigkeiten ermittelt und so Eigen- oder Fremdgefährdung vermieden werden (vgl. dgaum.de 2020, S, 1). Zudem können Unternehmen freiwillig eine Reihe an Vorsorgeangeboten (Krebsvorsorge, Gesundheitstage usw.) anbieten.

Ein weiterer Bereich der Arbeitsmedizin, der zunehmend an Bedeutung gewinnt, ist das betriebliche Gesundheitsmanagement. Es verließen nach den Angaben des statistischen Bundesamts 2019 weniger Deutsche, als im Vorjahr das Land (vgl. destatis.de 2020, S, 1). Es scheinen vor allem die Hochqualifizierten zu sein, die das Land verlassen (vgl. tagesspiegel.de 2020, S,1). Diese Problematik gewinnt an Brisanz, wenn man sozio-demographische Faktoren, wie z.B. die generelle Bevölkerungsentwicklung, also das Altern der Gesellschaft, bei gleichzeitig sinkender Geburtenrate, mit in Betrachtung zieht. Wie in vielen Industrienationen führt dies zu einer Mehrbelastung des Gesundheitssystems (vgl. Halber 2018, S, 17f.). Große Firmen wären vor diesem Hintergrund also gut beraten, ihre Arbeitnehmerschaft als eine wertvolle Ressource zu verstehen. Gesunde Arbeitnehmer fühlen sich wohl, sind folglich produktiv und fallen nicht ständig gesundheitsbedingt aus.

An dieser Stelle setzt das betriebliche Gesundheitsmanagement an. Das BGM arbeitet dabei sowohl mit Verhaltens- als auch Verhältnisprävention. Innerbetrieblich sollen gesundheitsförderliche Strukturen und Prozesse geschaffen werden. Außerdem sollen die Angestellten durch Maßnahmen und Schulungen dazu veranlasst werden, über ihre Gesundheit zu reflektieren (vgl. dgaum.de 2020, S, 1).

Zentrale Aufgabe ist die systematische Koordination und gezielte Weiterentwicklung betrieblicher Rahmenbedingungen sowie die Schaffung von Angeboten für Beschäftigte und Führungskräfte zur Förderung von Verantwortung, Gesundheit, Leistungsfähigkeit und Zufriedenheit (vgl. dgaum 2020, S, 1).

Das BGM wird in modernen Unternehmen als Teil des Managements verstanden. Somit wird betriebliches Gesundheitsmanagement auch zu einem wirtschaftlich bedeutsamen Teilbereich für Unternehmen. Der Betriebsarzt kann dabei durch seine arbeitsmedizinische Expertise in vielen Bereichen des BGM unterstützend wirken. Als erstes kann er die Geschäftsleitung anhalten, ein Gesundheitsmanagement zu etablieren. Auch kann der Betriebsarzt bei der Ausgestaltung entsprechender Strukturen helfen und Arbeitsgruppen und Aufklärungsveranstaltungen erarbeiten oder leiten (vgl. dgaum.de 2020, S, 1). Durch Rücksprache mit den Krankenkassen kann der Betriebsarzt zusätzliche Anregung bekommen. Natürlich gilt es auch, die Belegschaft durch entsprechende Angebote zu motivieren und den Inhalt der Angebote entsprechend interessant vorzubereiten. Schließlich soll den Mitarbeitenden auch der Vorteil an der Teilnahme entsprechender Maßnahmen bewusst werden. Oftmals findet im Rahmen des BGM auch eine Zusammenarbeit mit externen Anbietern von Maßnahmen statt. Ernährungsberatung, Rauchentwöhnung, Stressreduktion aber auch das Coaching fallen in diese Kategorie. Letztlich können die Maßnahmen auf ihre Wirksamkeit hin untersucht und ggf. angepasst werden.

Als letzter großer Bereich der Arbeitsmedizin ist die betriebsinterne Rehabilitation zu nennen. Sind Beschäftigte länger als sechs Wochen ununterbrochen oder sehr häufig krank, so hat der Arbeitgeber nach SGB IX § 84(2) zu prüfen, ob und wie die Arbeitsunfähigkeit überwunden werden kann. In bestimmten Fällen kann der Betriebsarzt hinzugezogen werden. Die Aufgaben des Betriebsarztes im Eingliederungsmanagement sind unter anderem die frühzeitige Erkennung eines Rehabilitationsbedarfs sowie die Erstellung eines Wiedereingliederungsplanes. Auf Grundlage eines Fähigkeitsprofils kann der Arzt den Therapiebedarf festlegen. Der Betriebsarzt fungiert dabei als Schnittstelle und arbeitet mit Fachärzten, Hausärzten, Rehabilitationsträgern und Integrationsämtern zusammen. Zudem begleitet der Betriebsarzt den Angestellten nach einer Reha bei der Wiedereingliederung im

Betrieb. Hier spielt vor allem die Anpassung von Arbeitsabläufen an den Angestellten eine Rolle (vgl. dgaum.de 2020, S,1). Wie genau eine Rehabilitation abläuft, soll im nächsten Abschnitt ausführlich behandelt werden.

3.)   Verlauf einer typischen REHA nach einem Schlaganfall (Apoplex).

Generell sollte an dieser Stelle geklärt werden, wie eine Reha abläuft. Grundlegend kann der formelle Reha-Prozess in sieben Bereiche gegliedert werden, welche nicht unbedingt aufeinander folgen. Oftmals greifen die einzelnen Bereiche eher ineinander (vgl. bar.de 2020, S, 1). Gesetzliche Grundlagen stehen dazu im SGB IX. Die Zuständigkeit der verschiedenen Träger lässt sich dabei konkret aus dem § 6 SGB IX entnehmen. Die rehabilitativen Leistungen werden von entsprechenden Diensten und Einrichtungen erbracht (Leistungserbringer). Dazu werden zwischen Leistungserbringer und Reha-Trägern Verträge geschlossen (vgl. bar.de 2020, S, 1). Grundlage einer jeden Reha ist die Bedarfserkennung. Neue Bedarfe können während des gesamten Reha-Prozesses erkannt werden. Oftmals werden sie vom Leistungserbringer während einer bereits laufenden Reha-Maßnahme erkannt. Die Leistungserbringer stehen dabei in engem Kontakt mit den Trägern der Leistung und sollten zudem dem Patienten bei einer entsprechenden Antragsstellung zur Seite stehen (vgl. bar.de 2020, S, 1). Während der sog. Zuständigkeitsklärung wird ermittelt, welcher Träger die Reha-Maßnahme zu tragen hat. Der Träger führt vor der Genehmigung der Leistung eine umfassende Bedarfsfeststellung durch. An dieser Stelle des Prozesses kann es oft zu Unstimmigkeiten kommen. Ein Leistungserbringer kann während des Reha-Prozesses einen neuen Bedarf feststellen. Aber auch vor Beginn einer Maßnahme führt der Leistungserbringer eine eigene Bedarfsermittlung durch. Allerdings kann es sein, dass der Träger den Bedarf nicht erkennt und die Leistung somit nicht erfolgen kann (vgl. bar.de 2020, S,1). Wird die Leistung bewilligt, wird anschließend oftmals ein Teilhabe- oder Gesamtplan erstellt. Dies geschieht vor allem, wenn Leistungen verschiedener Leistungserbringer erforderlich sind. Dabei wird dokumentiert, welche Leistungen von wem und bis wann erbracht werden. Oftmals ist an dieser Stelle auch Raum für bestimmte Wünsche des Leistungsberechtigten (z.B. bestimmte Reha-Klinik) (vgl. bar.de 2020, S, 1). Zur Klärung der Zuständigkeiten und Planung des Hilfeverlaufes findet oft eine sog. Teilhabekonferenz statt. Letztendlich entscheidet der Leistungsträger über eine evtl. Bewilligung. Die erbrachte Leistung muss in der geeignetsten Form und durch den am besten geeigneten Leistungserbringer erbracht werden (vgl. bar.de 2020, S, 1). Leistungserbringer sind stets angehalten, die Leistungen wirksam, wirtschaftlich und zielorientiert durchzuführen. Dabei soll dem Leistungsberechtigten möglichst viel Raum zur Mitgestaltung gelassen werden. Leistungserbringer können dann die Leistung nach einem von ihnen erdachten Plan umsetzen und ggf. neue Bedarfe ermitteln. Der Reha-Träger prüft während des Prozesses und am Ende der Maßnahme, ob weitere Leistungen notwendig sind. Ein wichtiges Prinzip in der Rehabilitation ist, dass die entsprechenden Leistungen immer nahtlos erfolgen sollten. Dies gilt besonders für den Übergang zwischen medizinischer und beruflicher Rehabilitation. Der Leistungserbringer erstellt einen Abschluss- oder Entlassungsbericht. Auch er kann auf weitere Bedarfe verweisen und weitere Leistungen empfehlen. So kann z.B. der Leistungsberechtigte an Selbsthilfegruppen oder niederschwellige Beratungsangebote verwiesen werden (vgl. bar.de 2020, S,1).

Als Grundlage zur weiteren Bearbeitung der Aufgabe wird eine Reha-Maßnahme nach einem Schlaganfall zugrunde gelegt.

Der gesamte Rehabilitationsprozess verläuft dabei immer von der Akutversorgung bis zur Nachbehandlung (vgl. Halber 2018, S, 119). Es sei angemerkt, dass bei einem Verdacht auf Schlaganfall jede Minute („time is brain") zählt (vgl. netdoktor.de 2020, S,1). Eine Rehabilitation läuft, in Phasen (A nach F) ab. Oftmals werden die Patientenfähigkeiten mit dem Barthel-Index erfasst, um die richtige Phase zuzuordnen. Der Index beschreibt grundlegende Alltagsfunktionen auf einer Skala von 0 bis 100 (vgl. dockcheck.com 2020, S,1). Außerdem orientiert sich eine Reha immer auch am ICF.

Phase A beschreibt dabei die Akutbehandlung im Akutkrankenhaus. In Deutschland gibt es bundesweit spezielle Fachabteilungen für die Behandlung von Schlaganfall-Patienten (Stroke-Units) (vgl. Halber 2018, S, 120). Oftmals kann in der Akutphase ein Schlaganfall noch durch den Einsatz einer Lyse-Therapie abgewendet werden (vgl. Fichtel 2017, S, 1). Allerdings wäre das Phasenmodell auch bei einer akuten Schädel-Hirn-Verletzung (z.B. Motorrad-Unfall) gültig. In dieser akuten Phase ist die Krankenkasse der Leistungsträger. Es sei zudem angesprochen, dass die hier genannten Phasen natürlich nicht immer alle durchlaufen werden müssen. Vielmehr entscheidet der Schweregrad der Erkrankung darüber, ob z.B. ein Patient direkt von Phase A in Phase C „verlegt" werden kann. In diesem Beispiel gehen wir allerdings davon aus, dass der Patient schwer bewusstseinsgestört ist und weitere rehabilitative Maßnahmen benötigt. Die BAR beschreibt Phase B (Frührehabilitation) als eine Behandlungs- und Rehabilitationsphase, in der noch intensivmedizinische Behandlungen nötig sind. Daher findet Phase B auch noch im Krankenhaus und nicht in einer Rehaeinrichtung statt (vgl. bar 1995, S, 4f.). Ziel der Rehabilitation in den Phasen B und C ist es, die aus dem Akutereignis resultierenden Fähigkeitsstörungen komplett zu erkennen und ggf. durch geeignete Maßnahmen zu lindern. Das Ziel einer solchen neurologischen Rehabilitation ist natürlich, dem Patienten eine möglichst große physische und psychische Unabhängigkeit zu ermöglichen und ihm einen Wiedereintritt ins Alltags- und Erwerbsleben zu verschaffen (vgl. bar 1995, S, 7). Zwar wurden die Charakteristika der Phase B schon etwas beschrieben, allerdings kann zum besseren Verständnis hier die Definition der BAR angeführt werden. Demnach zeichnen sich die Patienten der Phase B durch folgende Eigenschaften aus:

Es handelt sich oft um bewusstlose bzw. qualitativ oder quantitativ schwer bewusstseinsgestörte Patienten (auch mit „apallischem Syndrom"). Als Ursache sind hier schwerste Schädel-Hirn-Traumen, zerebrale Durchblutungsstörungen, Hirnblutungen, akuter Sauerstoffmangel, Entzündungen, Tumore und Vergiftungen zu nennen (vgl. bar 1995, S, 10). Die primäre Akutversorgung ist abgeschlossen und es sind keine operativen Eingriffe nötig. Der Blutdruck ist weitgehend stabil. Herz und Atmung funktionieren im Liegen ausreichend. Es ist keine kontrollierte Beatmung mehr nötig. Die Patienten sind nicht zur kooperativen Mitarbeit fähig und sind vollständig auf pflegerische Unterstützung angewiesen. Oftmals müssen die Patienten künstlich ernährt werden. Zudem kann es aufgrund neurologischer Veränderungen und Schädigungen zu psychotischen Zuständen bei den Patienten mit Selbst- und Fremdgefährdung kommen (vgl. bar. 1995, S, 9). Die BAR sieht als Ziele dieser Phase vor allem die Wiederherstellung oder Verbesserung des Bewusstseinszustandes und ein Herstellen der Kooperations- und Kommunikationsfähigkeit. Der Patient soll beginnend mobilisiert werden. Zudem sollen weitere Schädigungen des ZNS und PNS vermieden werden. Sekundäre Komplikationen sollen ausgeschlossen werden. Es wird der weitere Reha-Bedarf geklärt. Auch werden die in Phase A begonnenen kurativmedizinischen Maßnahmen fortgeführt. So wird mit Hilfe diagnostischer Maßnahmen die Ursache der ZNS/PNS-Schädigung ermittelt. Weiter findet eine permanente Überwachung (Monitoring) statt (vgl. bar. 1995, S, 11).

Am Patienten wird eine Funktionsdiagnostik auf Basis des ICIDH durchgeführt und die Rückbildungsmöglichkeiten der Funktionsstörungen ermittelt. Es findet eine aktivierende Pflege und funktionelle Behandlung statt. Sekundärschäden der Bewegungsorgane sollen verhindert werden. Motorik und Sensorik des Patienten werden gezielt gefördert. Die stimulierende Behandlung hat als Ziel vor allem die Kontaktaufnahme. Dies geschieht über verschiedene sensorische Zugänge. Kommunikation und Interaktion werden gefördert. Außerdem bekommt der Patient Sprachtraining & Ergotherapie. Es findet ein Kau-, Schluck- und Esstraining statt (vgl. bar. 1995, S, 12). Insgesamt stehen dem Patienten in dieser Phase ca. vier bis sechs Stunden Rehabilitationspflege zur Verfügung. In der Regel befindet sich ein Patient für circa 6 Monate in dieser Phase. Phase B kann beendet werden, wenn nach acht Wochen keine Verbesserung zu verzeichnen ist. Entweder gegen Ende der Phase B oder durch frühzeitigere Indikation (keine Verbesserung), entscheidet sich, ob der Patient in Phase C oder Phase F (Dauerpflege) überführt wird. Phase B ist leistungsrechtlich eine Krankenhausbehandlung gem. § 39 SGB V. Sie gilt als stationäre Behandlung im Sinne des § 559 RVO (vgl. bar. 1995, S, 12). Leistungsträger ist die Krankenkasse.

In diesem Beispiel wird der Patient anschließend in die Phase C überführt.

Auf dem Barthel-Index müsste der Patient dazu mindestens 35 – 60 Punkte erreichen (vgl. hirnpatienten.de 2020, S, 1). In dieser Phase können die Patienten bereits an der Therapie mitarbeiten. Allerdings müssen sie häufig noch medizinisch und pflegerisch betreut werden. Die Patienten sind überwiegend bei Bewusstsein und können einfache Anforderungen erfüllen. Längere Therapieeinheiten von ca. 30 Minuten sind möglich. Der Patient ist kommunikations- und interaktionsfähig sowie teilmobilisiert. Zudem ist der Patient in der Alltagsgestaltung weitegehend auf pflegerische Hilfe angewiesen. Die Gefahr einer lebensbedrohlichen Komplikation ist abgewendet und eine intensivmedizinische Überwachung nicht mehr nötig. Es findet keine Selbst- und Fremdgefährdung statt. Der Patient ist in seinem Sozialverhalten umgänglich und gruppenfähig (vgl. bar. 1995, S, 13). Die Rehabilitationsziele sind vor allem in der Förderung der Selbstständigkeit zu sehen. Die grundlegenden Funktionen des Nervensystems sollen wiederhergestellt werden. Der Patient soll Motivation und Orientierung verspüren sowie einfache Aufmerksamkeits- und Gedächtnisübungen vollbringen können. Die Kommunikation und sensomotorische Fähigkeiten werden weiter gestärkt. Der weitere Reha-Bedarf und evtl. Langzeitperspektiven können abgeklärt werden. Oft wird nun ein Langzeit-Therapieplan erstellt (vgl. bar. 1995, S, 14). Gezielte funktionelle Behandlungen zeichnen diese Phase aus. Sekundärschäden sollen weitgehend eingegrenzt werden. Sensorische und motorische Defizite werden gezielt angegangen und es findet ebenfalls Kau-, Schluck-, Ess-, und Sprachtraining statt. Durch gezieltes Selbstständigkeitstraining werden die Orientierung, Kommunikation und das Gedächtnis weiter verbessert. Zudem wird die Mobilität weiter gefördert. Ziel ist der Rollstuhl oder das selbstständige Gehen (vgl. bar. 1995, S, 14). Bei positiver Entwicklung kann über eine Rückführung in den privaten Bereich nachgedacht und Angehörige entsprechend informiert werden. Weiterführende Perspektiven und eine eventuelle Eingliederung ins Erwerbsleben können geplant werden. Ist allerdings nach ca. 8 Wochen keine Verbesserung beim Patienten zu verzeichnen, kann auch an dieser Stelle eine „Verlegung" in Phase F erfolgen. Je nach Entwicklung kann Phase D, E oder F anschließen. Leistungsrechtlich ist Phase C eine stationäre Behandlung in einer Reha-Einrichtung. Daher gelten § 40 Abs. 2 SGB V sowie § 15 SGB VI (vgl. bar. 1995, S, 16). Oftmals verlaufen die Grenzen zwischen den einzelnen Phasen auch fließend. Der Vollständigkeit halber, soll nun noch kurz auf Phase D eingegangen werden. Ist der Patient früh mobil, befindet er sich in dieser Phase. Aktivitäten des täglichen Lebens können nun vom Patienten weitgehend selbstständig erledigt werden. Es wird nur noch geringe pflegerische Unterstützung benötigt. Die motorischen Fähigkeiten liegen mindestens im Bereich von 70 bis 100 Barthel-Punkten und der Patient ist kooperativ. Aufbauend auf den Zielen der Phase C, wird der Patient gezielt auf die Entlassung und die berufliche Eingliederung (Phase E) vorbereitet (vgl. rku.de 2020, S, 1). In dieser Phase ist die Rentenversicherung oftmals der zuständige Leistungsträger. Aber auch die Unfall- oder Krankenversicherung kann als Träger in Frage kommen (vgl. hirnpatienten.de 2020, S, 1).

In diesem Beispiel wird nun der Patient in die Phase E (berufliche Reha) überführt. Während Phase D noch beinahe ausschließlich medizinische Rehabilitations-Maßnahmen enthält, liegt der Fokus in Phase E primär auf Leistungen zur Teilhabe am Arbeitsleben. Damit ein Patient in diese Phase übernommen werden kann, muss bereits in Phase D eine „positive berufliche Prognose" vorliegen. Um eine berufliche Rehabilitation zu erhalten, muss der Patient eine Reihe an „Anforderungen" erfüllen. Es muss in diesem Falle eine angeborene oder erworbene Schädigung des ZNS/PNS vorliegen. Außerdem muss die Teilhabe am Erwerbsleben gefährdet sein. Der Patient muss weiterhin auf medizinische und therapeutische Hilfe angewiesen sein.

Es muss zudem eine der drei nachfolgenden Voraussetzungen erfüllt sein, damit eine berufliche Reha angezeigt ist.

Betrifft die Erkrankung mindestens einen Bereich nach dem ICF (Lernen & Wissensanwendung, Kommunikation, Mobilität, Selbstversorgung, Haushalt usw.), kann dem Patienten eine entsprechende Maßnahme zugesprochen werden. Liegt eine ausgeprägte Störung in nur einem Bereich vor, kann ebenfalls eine entsprechende Reha angezeigt sein. Dies trifft vor allem bei Störungen der Fein- und Senso-Motorik, der Mobilität, Störungen des Sozial- und Arbeitsverhaltens, fehlender Ablauf- und Handlungsplanung, Impulskontrollstörung und „unsozialem Verhalten" zu. Auch wenn die generelle Selbstversorgung gefährdet erscheint, ist davon auszugehen, dass eine Wiedereingliederung ins Arbeitsleben durch eine Reha-Maßnahme zu erreichen ist (vgl. bar.de 2011, S, 17). Die BAR formuliert die Ziele der beruflichen Reha wie folgt:

Allgemeines Ziel der Rehabilitation nach SGB IX ist, die drohenden oder bereits manifesten Beeinträchtigungen der Teilhabe durch frühzeitige Einleitung der gebotenen Rehabilitation abzuwenden, zu beseitigen, zu mindern, ihre Verschlimmerung zu verhüten oder ihre Folgen zu mildern. Der Rehabilitand soll durch die Rehabilitation (wieder) befähigt werden, eine Ausbildung oder Weiterbildung aufzunehmen/abzuschließen oder eine Erwerbstätigkeit in der Art und in dem Ausmaß auszuüben, die für diesen Menschen als „normal" (für seinen persönlichen Lebenskontext typisch) erachtet werden und seinen erreichten Fähigkeiten entsprechen (vgl. bar.de 2011, S, 17).

Die formulierten Ziele können dabei durch eine Wiederherstellung des ursprünglichen Zustandes am besten erreicht werden. Dazu werden bestimmte personelle Faktoren (Lebensstil, Fitness, Ernährung, Bewältigung der Krankheit) gefördert. Zudem werden mit dem Patienten Ersatz- und Kompensationsstrategien erarbeitet. Außerdem werden relevante Umweltbedingungen (Thema Barrierefreiheit) an den Patienten angepasst (vgl. bar.de 2011, S, 17). Wichtig erscheint noch die Tatsache, dass die Ziele der beruflichen Reha trägerspezifisch sind. So zielt die Krankenversicherung als Träger (SGB V) darauf ab, eine Behinderung oder Pflegebedürftigkeit abzuwenden, eine Verschlimmerung zu verhindern oder entsprechende Folgen zu lindern. Die Arbeitsförderung (SGB III) zielt auf die Förderung der Beschäftigungsfähigkeit durch den Ausbau von Kenntnissen und Kompetenzen. Ist der Träger die Deutsche Rentenversicherung (SGB VI), so liegt das Ziel in der Abwendung eines Ausscheidens aus der Erwerbswelt. Außerdem können Jugendliche und Kriegsopfer ebenfalls entsprechende Maßnahmen beantragen (vgl. bar.de 2011, S, 18).

Zu den direkten Aufgaben der medizinisch-beruflichen Reha gehören die Rehabilitationsdiagnostik und die Erstellung eines Reha-Planes auf Grundlage der erdachten Ziele. Anschließend werden die entsprechenden therapeutischen Maßnahmen durchgeführt und später auf die Zielerreichung hin untersucht. Während allen Reha-Phasen findet eine Dokumentation statt. Im Anschluss werden im Rahmen eines sog. „Case-Managements" weitere Unterstützungsleistungen erdacht und koordiniert. Oftmals findet hier die Arbeit schon in Zusammenarbeit mit weiteren Institutionen (Arbeitsamt, Arbeitgeber, Logopäde usw.) statt (vgl. bar.de 2011, S, 18). Umfang und Dauer einer beruflichen Reha-Maßnahme richten sich dabei immer nach den jeweiligen Anforderungen des spezifischen Falles. Eine Maßnahme kann von mehreren Wochen bis zu 3 Jahren dauern und kann ggf. auch verlängert werden. Überwiegt während der beruflichen Reha der medizinische Teil, so ist die Krankenkasse nach § 40 SGB V der Leistungsträger. Überwiegen die Leistungen der Teilhabe am Arbeitsleben, ist die Bundesagentur für Arbeit der entsprechende Träger. In der angehängten Grafik lassen sich die verschiedenen Leistungsträger, je nach Art der Reha-Maßnahme einsehen (vgl. bar.de 2011, S, 19).

Abschließend soll nun noch verkürzt auf die Phase F eingegangen werden. Im Grunde handelt es sich hier schon um den Bereich der Pflege. Diese Phase ist gekennzeichnet von dauerhafter und umfangreicher pflegerischer und medizinischer Unterstützung. Der Fokus liegt auf der Zustandserhaltung. Behandelt werden Menschen, bei denen in den vorherigen Phasen kein Erfolg erzielt werden konnte. Bei Schädel-Hirn-Verletzungen kann eine Verbesserung aber noch nach langer Zeit eintreten (vgl. bar.de 2003, S, 10). Die Patientencharakteristika dieser Phase und auch die Behandlungs- und Reha-Ziele können und müssen an dieser Stelle gedanklich abgeleitet werden. Die Patienten verfügen über umfangreiche und schwerwiegendste Störungsbilder. Das Ziel muss sein, die Patienten wieder für eine der anderen Phasen vorzubereiten (vgl. bar.de 2003, S, 9). Dies geschieht im Grunde durch ähnliche Maßnahmen (Physiotherapie, Ergotherapie, Logopädie usw.) wie in den vorherigen Phasen. Allerdings nimmt der (intensiv)-medizinische und pflegerische Teil anteilig wesentlich mehr Raum und Zeit in Anspruch. Zum Schluss ist zu bemerken, dass die Phase F leistungsrechtlich der Pflegeversicherung, Unfallversicherung und der Sozialhilfe zuzuordnen ist (vgl. bar. 2003, S, 12).

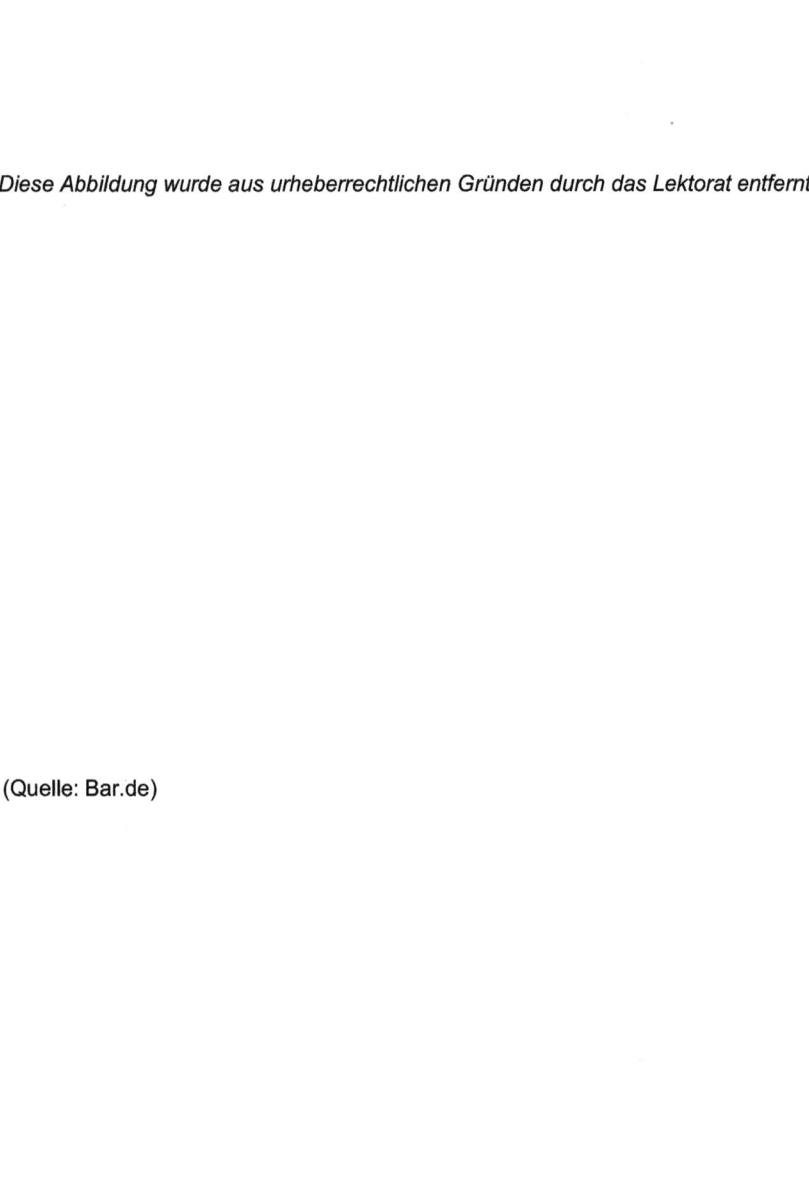

Diese Abbildung wurde aus urheberrechtlichen Gründen durch das Lektorat entfernt.

(Quelle: Bar.de)

Quellen:

Ahrens, W. & H. Jöckel (2015): Der Nutzen großer Kohortenstudien für die Gesundheitsforschung am Beispiel der Nationalen Kohorte: Springer Verlag, Berlin-Heidelberg

Bar (2020): Bundesarbeitsgemeinschaft für Rehabilitation: Der Reha-Prozess: In: Bar.de Unter: https://www.bar-frankfurt.de/themen/reha-prozess.html abgerufen am: 29.04.20

Bar (2003): Bundesarbeitsgemeinschaft für Rehabilitation: Empfehlung zur stationären Langzeitpflege von Menschen mit schweren und schwersten Schädigungen des Nervensystems in der Phase F: In: Bar.de Unter: https://www.bar-frankfurt.de/fileadmin/dateiliste/_publikationen/reha_vereinbarungen/pdfs/Rahmenempfehlun g_stationäre_Langzeitpflege.pdf abgerufen am: 01.05.20

Bar (2011): Bundesarbeitsgemeinschaft für Rehabilitation: Empfehlungen zur medizinisch-beruflichen Rehabilitation in der Neurologie: In: Bar.de Unter: https://www.bar.frankfurt.de/fileadmin/dateiliste/_papierkorb/BAREmpfPhaseE7.1.web.pdf abgerufen am: 01.05.20

Bar (1995): Bundesarbeitsgemeinschaft für Rehabilitation: Empfehlung zur Neurologischen Rehabilitation von Patienten mit schweren und schwersten Hirnschädigungen in den Phasen B und C: In: Bar.de Unter: https://www.bar-frankfurt.de/fileadmin/dateiliste/_papierkorb/Rahmenempfehlung_neurologische_Reha_Phas en_B_und_C.pdf abgerufen am: 01.05.20

Baua (2020): Bundesanstalt für Arbeitsschutz und Arbeitsmedizin: In: Baua.de Unter: https://www.baua.de/DE/Aufgaben/Geschaeftsfuehrung-von Ausschuessen/AfAMed/Ausschuss-fuer-Arbeitsmedizin_node.html abgerufen am: 29.04.20

BMAS (2020): Bundesministerium für Arbeit und Soziales

DGAUM (2020): Deutsche Gesellschaft für Arbeitsmedizin und Umweltmedizin

DGUV (2020): Leitfaden für Betriebsärzte. Zu Aufgaben und Nutzen betriebsärztlicher Tätigkeit: Deutsche Gesetzliche Unfallversicherung, Berlin Unter:

https://www.dguv.de/medien/inhalt/praevention/praev_gremien/arbeitsmedizin/produkte/leitfa
eden/leitfaden_nutzen.pdf abgerufen am: 29.04.20

Dockcheck (2020): Der Barthel-Index Unter: https://flexikon.doccheck.com/de/Barthel-Index
abgerufen am: 01.05.20

Fichtel, M.: (2017): Lyse. Unter: https://www.netdoktor.de/therapien/lyse abgerufen am:
01.05.20

Halber, M.: (2018): Studienbrief SRH Fernhochschule. Sozialmedizin: The mobile University,
Riedlingen

Hense, W., Wellmann, J.& Berger, K.: (2011): Epidemiologie, Medizinische Biometrie und
medizinische Informatik: Institut für Epidemiologie und Sozialmedizin Universität Münster

Juraforum (2020): Das Produktionssicherheitsgesetzt: In: Juraforum.de
Unter: https://www.juraforum.de/lexikon/produktsicherheitsgesetz abgerufen am: 29.04.20

Netdocktor (2020): Schlaganfall Folgen In: Netdocktor.de Unter:
https://www.netdoktor.de/krankheiten/schlaganfall/folgen/ abgerufen am: 29.04.20

Rku (2020): Neurologische Rehabilitation Phase D In: Universitäts- und Rehakliniken Ulm.
Unter: https://www.rku.de/neurologische-rehabilitation-phase-d abgerufen am: 01.05.20

Schaedel-hirnpatienten (2020): Neurologische Rehaphasen: Unter: https://www.schaedel-
hirnpatienten.de/phasenmodell.html abgerufen am: 01.05.20

Statistisches Bundesamt (2018): Zuwanderung 2018: Deutschland wächst um 400000
Menschen:
Unter:https://www.destatis.de/DE/Presse/Pressemitteilungen/2019/07/PD19_271_12411.htm
l;jsessionid=A078587FCEF91A1CF8FC47DA715A941E.internet8742
Abgerufen am: 29.04.20

Tagesspiegel (2019): Die Abwanderung von Deutschen wird vergessen: In: Tagesspiegel.de
Unter: https://www.tagesspiegel.de/wirtschaft/streitthema-migration-die-abwanderung-von-
deutschen-wird-vergessen/24240062.html abgerufen am: 29.04.20

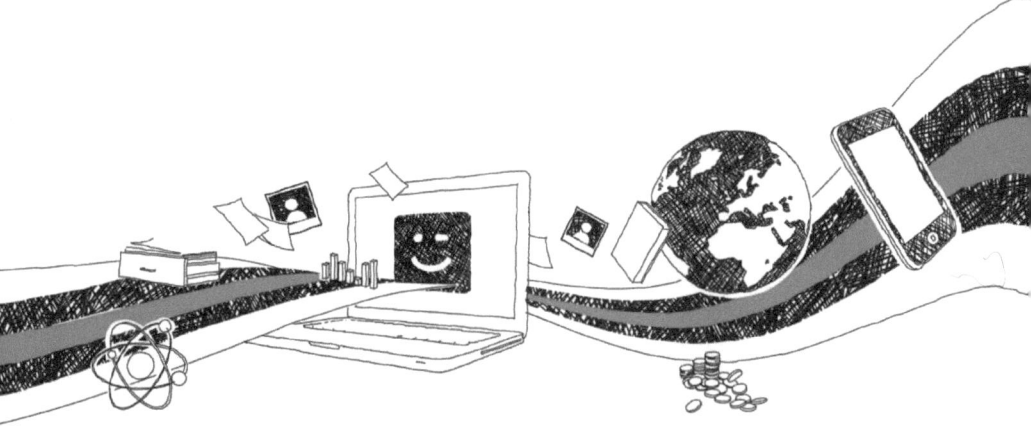
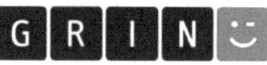